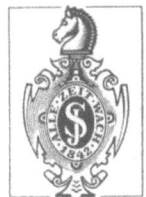

Detlef Röhl

Auskultation des Herzens

Mit 18 Abbildungen und 4 Tabellen

Springer-Verlag
Berlin Heidelberg New York Tokyo 1984

Priv.-Doz. Dr. med. Detlef Röhl
Chefarzt der I. Medizinischen Abteilung der
Krankenanstalten des Main-Taunus-Kreises
6232 Bad Soden/Ts.

ISBN-13: 978-3-540-12998-1 e-ISBN-13: 978-3-642-69448-6
DOI: 10.1007/978-3-642-69448-6

CIP-Kurztitelaufnahme der Deutschen Bibliothek. Röhl, Detlef: Auskultation des Herzens/Detlef Röhl. – Berlin; Heidelberg; New York; Tokyo: Springer, 1984

Das Werk ist urheberrechtlich geschützt. Die dadurch begründeten Rechte, insbesondere die der Übersetzung, des Nachdruckes, der Entnahme von Abbildungen, der Funksendung, der Wiedergabe auf photomechanischem oder ähnlichem Wege und der Speicherung in Datenverarbeitungsanlagen bleiben, auch bei nur auszugsweiser Verwertung, vorbehalten. Die Vergütungsansprüche des § 54, Abs. 2 UrhG werden durch die „Verwertungsgesellschaft Wort", München, wahrgenommen.

© Springer-Verlag Berlin Heidelberg 1984

Die Wiedergabe von Gebrauchsnamen, Handelsnamen, Warenbezeichnungen usw. in diesem Werk berechtigt auch ohne besondere Kennzeichnung nicht zu der Annahme, daß solche Namen im Sinne der Warenzeichen- und Markenschutz-Gesetzgebung als frei zu betrachten wären und daher von jedermann benutzt werden dürften.

Produkthaftung: Für Angaben über Dosierungsanweisungen und Applikationsformen kann vom Verlag keine Gewähr übernommen werden. Derartige Angaben müssen vom jeweiligen Anwender im Einzelfall anhand anderer Literaturstellen auf ihre Richtigkeit überprüft werden.

Vorwort

Entwicklungen der vergangenen Jahre haben unser Bewußtsein für die Grenzen des technischen Fortschritts verstärkt und auch in der Medizin zu einer Rückbesinnung auf die einfachen Grundlagen ärztlichen Handelns geführt. Um dazu beizutragen, daß die Auskultation des Herzens neben der vielfältigen apparativen Diagnostik ihre außerordentliche Bedeutung behält, entstand diese kurze zusammenfassende Darstellung, die sich überwiegend an Studenten und Assistenten in der Ausbildung richtet. Mein besonderer Dank gilt Herrn Dr. Graf-Baumann vom Springer-Verlag für die rasche und vor allem preiswerte Edition, Frau Grethmann für die ausgezeichneten Abbildungen und Frau Joraschkowitz für ihre hervorragende sekretarielle und organisatorische Unterstützung.

Bad Soden, Juli 1983   Detlef Röhl

Inhaltsverzeichnis

Grundlagen der Auskultation 1

    Das Stethoskop 1
    Auskultationspunkte 1
    Der 1. Herzton 2
    Der 2. Herzton 5

Diastolische und systolische Extratöne 11

    Physiologischer 3. Herzton 11
    Pathologischer 3. Herzton 11
    Frühdiastolischer Extraton bei Pericarditis
    constrictiva 12
    Der 4. Herzton 12
    Mitralöffnungston 14
    Ejection Click 15
    Mittsystolischer Klick 16

Herzgeräusche 19

    Systolische Austreibungsgeräusche 19
    Systolische Rückflußgeräusche 24
    Diastolische Geräusche 26
    Kontinuierliche Geräusche 29
    Perikarditisches Reiben 30

Literatur 31

Grundlagen der Auskultation

Das Stethoskop

Die am Herzen entstehenden Töne und Geräusche haben Frequenzen zwischen 16 Hz und 1000 Hz. Die Unterschiede der zur Auskultation benutzten Stethoskope sind zwar weniger bedeutsam als die Erfahrung des Untersuchers, dennoch sind einige Merkmale wissenswert. Beim Membranstethoskop ist die untere Öffnung des luftgefüllten schalleitenden Systems mit einer starren Membran abgeschlossen. Es eignet sich besonders zum Hören von hochfrequenten Geräuschen und Tönen. Die bevorzugte Leitung hochfrequenter Schwingungen, wie z.B. das Geräusch einer Aorteninsuffizienz, kann noch gesteigert werden durch kräftiges Aufdrücken des Stethoskops auf die Brustwand.
Beim Glockenstethoskop ist der untere Teil des Übertragungssystems frei. Es filtert die hochfrequenten Schwingungen und läßt die mittel- und tieffrequenten Schwingungen deutlicher werden. Die selektive Auskultation tiefer Schwingungen, wie z.B. das Geräusch einer Mitralstenose, kann durch sanftes Aufsetzen des Stethoskops verbessert werden. Bei den heute üblichen Doppelkopfstethoskopen kann wahlweise über eine Membran oder über eine Glocke auskultiert werden.
Um den Intensitätsverlust zwischen Brustwand und Ohr gering zu halten, muß das Übertragungssystem luftdicht abgeschlossen sein. Es sollen möglichst kurze und starre Schläuche mit einem inneren Durchmesser von 3–4 mm benutzt werden, und die Oliven sollten sich fest in den Gehörgang einpassen.

Auskultationspunkte

Aufgrund von Erfahrung und Übereinkunft wird an 4 Auskultationspunkten routinemäßig untersucht, die in Abb. 1 dargestellt sind. In der täglichen Praxis werden die Auskultationspunkte Aortenareal und Pulmonalareal oft zusammengefaßt als Herzbasis bezeichnet und dem Auskultationspunkt Herzspitze gegenübergestellt.

2 Grundlagen der Auskultation

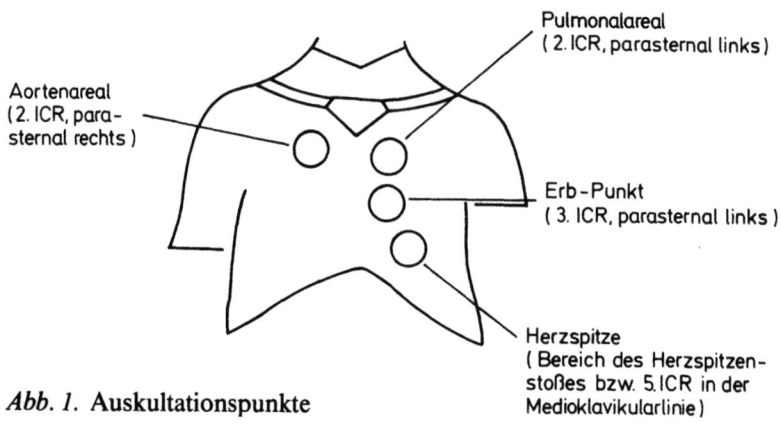

Abb. 1. Auskultationspunkte

Der 1. Herzton

Der 1. Herzton entsteht durch den Schluß der Atrioventrikularklappen. Als Folge des rascheren Druckanstiegs im linken Ventrikel schließt die Mitralis vor der Trikuspidalis. Auskultatorisch sind die beiden valvulären Anteile M_1 und T_1 meist nicht voneinander abzugrenzen (Abb. 2). Erkennbar wird die Spaltung des 1. Tons beim Rechtsschenkelblock, bei linksventrikulären Extrasystolen und bei Shuntvitien mit einer Volumenbelastung des rechten Ventrikels, wie z. B. beim Vorhofseptumdefekt. Unter diesen Bedingungen kommt es zu einer elektrisch oder mechanisch verursachten Verspätung des Trikuspidalklappenschlusses. Beim Linksschenkelblock bleibt der 1. Herzton ungespalten, weil sich durch die Verspätung des Klappenschlusses der Mitralis beide Tonanteile überlagern. Da eine hörbare Spaltung des 1. Tons auch beim Gesunden gelegentlich wahrnehmbar ist, kann dieser Auskultationsbefund nicht als Hinweis auf eine organische Herzkrankheit gewertet werden.

Die Lautstärke des 1. Herztons wird von 4 Faktoren bestimmt:
1. Position der Klappensegel zu Beginn der Systole,
2. Beschaffenheit der Klappen,
3. Geschwindigkeit des Druckanstiegs im Ventrikel,
4. Schalleitung zum Auskultationspunkt.

Nach der Vorhofkontraktion bewegen sich die Klappensegel aufeinander zu, und normalerweise ist die Klappe am Ende der Diastole nahezu geschlossen. Verhindert wird dieses spontane Zurückfallen der Klappensegel vor Beginn der Systole durch eine sehr kurze Diastole bei tachykarder Herzaktion, durch eine kurze PQ-Zeit mit rascher Aufeinanderfolge von atrialer und ventrikulärer Kontraktion und durch einen

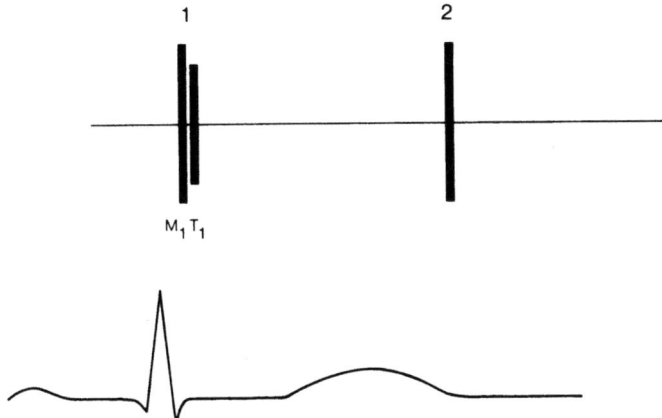

Abb. 2. Schematische Darstellung des 1. Herztons, der aus 2 Komponenten, dem Klappenschluß der Mitralis (M_1) und der Trikuspidalis (T_1), besteht. Wegen des geringen zeitlichen Abstands ist die Spaltung des 1. Herztons meist nicht zu hören

verzögerten Durchfluß durch die Klappe bei einer Klappenstenose. Aus weit geöffneter Position müssen die Segel dann einen größeren Weg bis zum Klappenschluß zurücklegen, was zum abrupten Anschlag mit ausgeprägten Schwingungen des Klappenapparats und einem lauten 1. Ton führt. Die Abhängigkeit der Lautstärke des 1. Tons von dem Abstand zwischen Vorhof- und Ventrikelaktion läßt sich besonders gut am Beispiel des totalen AV-Blocks zeigen, bei dem Vorhöfe und Kammern unabhängig voneinander schlagen. Dadurch wechselt ihre zeitliche Zuordnung ständig. Eine regelmäßige Bradykardie mit wechselnder Lautstärke des 1. Tons ist deshalb typisch für einen totalen AV-Block.

Bei der Mitralstenose besteht bis zum Ende der Diastole ein Druckgradient zwischen dem linken Vorhof und dem linken Ventrikel, so daß ein spontanes Zurückfallen der Mitralklappensegel nicht möglich ist. Die Klappe ist deshalb zu Beginn der Systole noch weit geöffnet. Dadurch wird der 1. Ton laut. Zusätzlich trägt die veränderte Klappenbeschaffenheit zum typisch paukenden Charakter des 1. Tons bei der Mitralstenose bei.

Da die Geschwindigkeit der ventrikulären Kontraktion einen direkten Einfluß auf die Geschwindigkeit des Klappenschlusses und somit auf die Lautstärke des 1. Tons hat, ist dieser laut bei der Hyperthyreose, bei Fieber, unter körperlicher Belastung, bei hyperkinetischen Zuständen und nach Gabe von positiv-inotropen Substanzen, leise dagegen bei der Herzinsuffizienz, beim Herzinfarkt, beim kardiogenen Schock und beim Myxödem. Ein leiser 1. Herzton ist auch typisch für die Mitralinsuffizienz, bei der die Klappensegel zerstört sind. Die häufigste Ursache eines leisen 1. Herztons jedoch ist die verminderte Schalleitung zum Aus-

4 Grundlagen der Auskultation

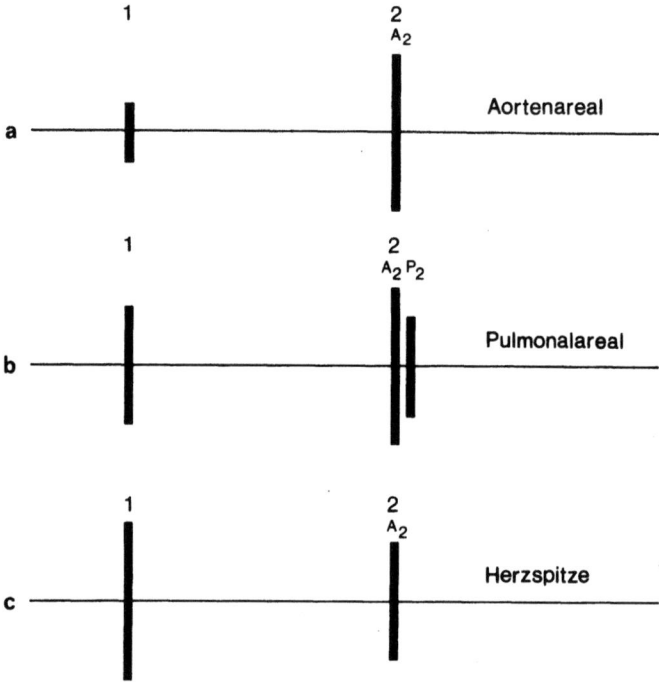

Abb. 3a–c. Lautstärke der Herztöne an verschiedenen Auskultationspunkten. Der 1. Ton ist am lautesten über der Herzspitze und wird zur Herzbasis hin leiser. Der aortale Anteil des 2. Tons (A_2) ist am lautesten im Aortenareal und wird zur Herzspitze hin leiser. Der pulmonale Anteil des 2. Tons (P_2) ist nur im Pulmonalareal und im Bereich des Erb-Punktes zu hören

Tabelle 1. Klinische Hinweise aus Veränderungen des 1. Herztons

Befund	Mögliche Ursachen
Laut „verstärkt"	Kurze PQ-Zeit, hyperkinetische Herzaktion
Laut „paukend"	Mitralstenose
Variable Intensität	Totaler AV-Block, AV-Dissoziation
Leise	Lange PQ-Zeit, hypokinetische Herzaktion (Herzinsuffizienz, Schock, Herzinfarkt u. a.), Mitralinsuffizienz, schlechte Schalleitung zum Auskultationsort
Gespalten	Rechtsschenkelblock, linksventrikuläre Extrasystole, Vorhofseptumdefekt

kultationspunkt durch Emphysem, Adipositas und höheres Lebensalter.

Der bevorzugte Auskultationspunkt für den 1. Herzton liegt im Bereich der Herzspitze. Dort ist er am lautesten und wird zur Herzbasis hin zunehmend leiser, während der 2. Herzton über der Herzbasis am lautesten ist und zur Herzspitze leiser wird. Dieses unterschiedliche Verhalten der Lautstärke der beiden Herztöne ist ein wichtiges differentialdiagnostisches Hilfsmittel zur Erkennung von Systole und Diastole (Abb. 3).

Klinische Hinweise, die sich aus Veränderungen des 1. Herztons ergeben, sind in Tabelle 1 zusammengefaßt.

Der 2. Herzton

Der 2. Herzton entsteht durch den Schluß der Semilunarklappen. Normalerweise schließt die Aortenklappe vor der Pulmonalklappe. Die Erkennung des 2. Herztons, die Trennung der aortalen (A_2) von der pulmonalen (P_2) Komponente, ihre Beziehung zur Atmung und ihre relative Intensität sind ein wesentlicher Schlüssel zur Auskultation des Herzens. In der Exspiration ist der Abstand zwischen beiden Tonkomponenten so gering, daß ein einzelner oder nur minimal gespaltener Ton zu hören ist. Mit der Inspiration verspätet sich der Pulmonalklappenschluß, und es resultiert eine deutliche inspiratorische Spaltung (Abb. 4). Ursache dafür ist der inspiratorisch vermehrte venöse Rückfluß zum Herzen, der durch eine Verlängerung der rechtsventrikulären Austreibungszeit zu einer Verspätung des P_2 führt. Lautmalerisch lassen sich die beiden Herz-

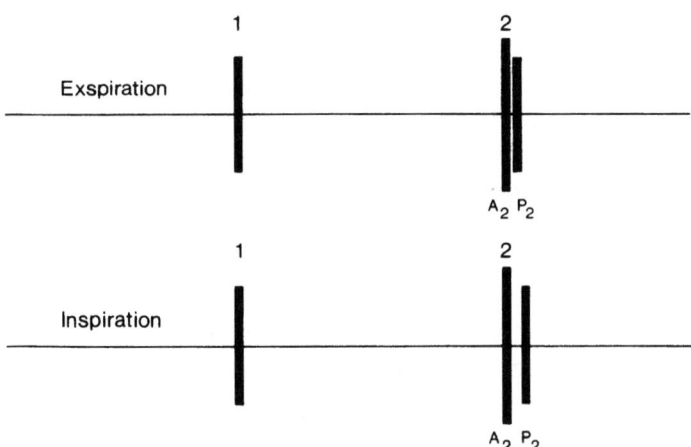

Abb. 4. Die normale atemabhängige Spaltung des 2. Herztons. In Exspiration liegen A_2 und P_2 eng beieinander und werden als einzelner Ton gehört. Die inspiratorische Spaltung ist Folge einer Verspätung von P_2

6 Grundlagen der Auskultation

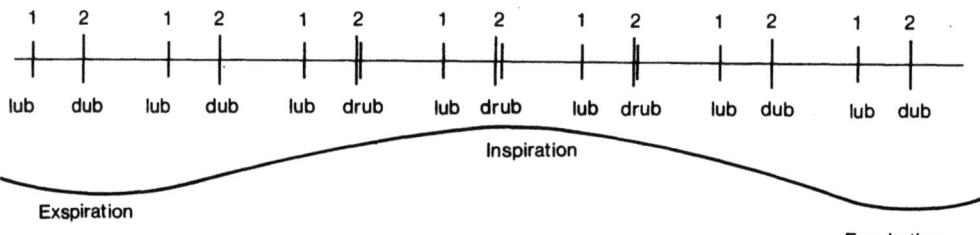

Abb. 5. Lautmalerische Darstellung der physiologischen Spaltung des 2. Tons

töne und die atemabhängige Spaltung durch die Silben „lub-dub" und „lub-drub" darstellen (Abb. 5).
Eine weite Spaltung des 2. Tons bereits in Exspiration mit weiterer Zunahme in Inspiration findet sich beim Rechtsschenkelblock infolge verspäteter Erregung des rechten Ventrikels, so daß die Diagnose eines Rechtsschenkelblocks auskultatorisch durch eine hörbare Spaltung des 1. Tons und eine weite atemabhängige Spaltung des 2. Tons gestellt werden kann. Eine Verlängerung der rechtsventrikulären Systole durch Druckbelastung führt bei der Pulmonalstenose zu einer Verspätung von P_2 mit atemabhängiger weiter Spaltung des 2. Herztons. Eine weite Spaltung des 2. Herztons durch eine Volumenbelastung des rechten Ventrikels ist typisch für den Vorhofseptumdefekt; allerdings zeigt dabei die Spaltung keine Atemabhängigkeit, d.h. sie ist fixiert. Erklärt wird die fixierte Spaltung des 2. Tons beim Vorhofseptumdefekt dadurch, daß bei diesem Herzfehler rechter und linker Vorhof für beide Ventrikel ein gemeinsames Reservoir bilden, so daß der vermehrte inspiratorische venöse Zustrom von Blut in das Herz sich auf beide Ventrikel gleichmäßig verteilt. Deshalb wird das zeitliche Verhältnis des Klappenschlusses von Aorta und Pulmonalis durch die Atmung nicht beeinflußt.
Eine weite atemabhängige Spaltung des 2. Herztons kann auch durch eine selektive Verkürzung der linksventrikulären Austreibungszeit mit vorzeitigem Einfall des A_2 auftreten. Wir finden diese Situation bei der Mitralinsuffizienz und beim Ventrikelseptumdefekt, bei denen der linke Ventrikel sich in 2 Richtungen entleert (Abb. 6).
Beim Linksschenkelblock erfolgen linksventrikuläre Erregung und Aortenklappenschluß verspätet, so daß in Exspiration P_2 vor A_2 erscheint. In Inspiration verzögert sich P_2 physiologischerweise, und es kommt zu einer Überlagerung der beiden Tonkomponenten. Es findet sich also eine relativ weite Spaltung in Exspiration und ein einzelner ungespaltener Ton in Inspiration. Dieses Verhalten nennt man paradoxe Spaltung (Abb. 7). Eine paradoxe Spaltung tritt auch bei Schrittmacherpatienten auf, deren Stimulationselektrode im rechten Ventrikel liegt und somit zuerst den rechten und danach den linken Ventrikel erregt. Selten ist

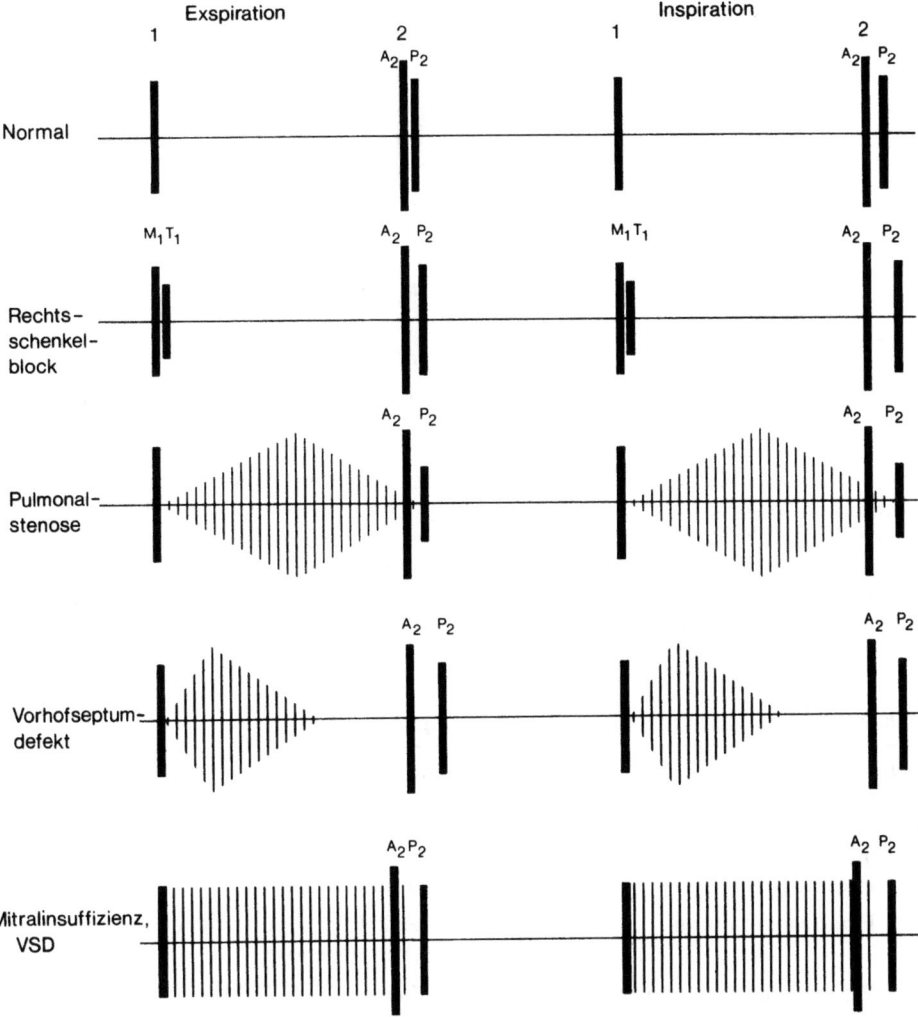

Abb. 6. Eine weite Spaltung des 2. Herztons durch Verspätung des Pulmonalklappenschlusses findet sich beim Rechtsschenkelblock, bei der Pulmonalstenose und beim Vorhofseptumdefekt. Beim Vorhofseptumdefekt ist diese Spaltung fixiert, beim Rechtsschenkelblock und bei der Pulmonalstenose wird sie deutlicher während der Inspiration. Eine weite, atemabhängige Spaltung durch vorzeitigen Aortenklappenschluß tritt bei der Mitralinsuffizienz und beim Ventrikelseptumdefekt (VSD) auf

eine paradoxe Spaltung des 2. Tons bei hämodynamisch bedingter Verlängerung der linksventrikulären Systole, z. B. bei schwerer Hypertonie, Aortenstenose, Kardiomyopathie oder im Angina-pectoris-Anfall.
Die Lautstärke des 2. Tons ist direkt proportional zum Druck hinter der Klappe. Deshalb ist A_2 lauter als P_2, obwohl die Aortenklappe weiter von der Thoraxwand entfernt ist als die Pulmonalklappe. Beim Gesunden ist A_2 über dem ganzen Präkordium bis zur Herzspitze hörbar mit

8 Grundlagen der Auskultation

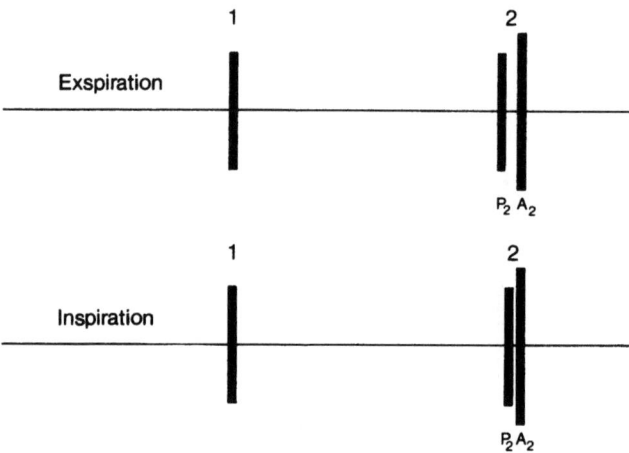

Abb. 7. Die paradoxe Spaltung des 2. Tons. Die Verspätung von A_2 führt zu einer Umkehr der normalen Aufeinanderfolge des Klappenschlusses von Aorta und Pulmonalis mit deutlich wahrnehmbarer Spaltung in Exspiration. Während der Inspiration kommt es zu der physiologischen Verlängerung der rechtsventrikulären Systole mit verspätetem Pulmonalklappenschluß. Dadurch wird der Abstand zwischen den beiden Klappenschlußtönen geringer, P_2 und A_2 nähern sich einander und können sich überlagern

Tabelle 2. Klinische Hinweise aus Veränderungen des 2. Herztons

Befund	Mögliche Ursachen
1. Veränderungen der zeitlichen Aufeinanderfolge von A_2 und P_2	
Fixierte Spaltung	Vorhofseptumdefekt
Paradoxe Spaltung	Linksschenkelblock, elektrischer Schrittmacher, schwere Aortenstenose
Weite atemabhängige Spaltung	Rechtsschenkelblock, Pulmonalstenose, Mitralinsuffizienz
2. Veränderungen der Intensität	
A_2 verstärkt	Arterielle Hypertonie, Aortendilatation
P_2 verstärkt	Pulmonale Hypertonie, Pulmonalarteriendilatation
A_2 abgeschwächt	Aortenstenose, Hypotonie
P_2 abgeschwächt	Pulmonalstenose

einem Punctum maximum im Aortenareal, während P_2 nur in einem umschriebenen Bereich im 2. und 3. ICR parasternal links wahrnehmbar ist. Daher ist es unzulässig, einen 2. Herzton, den man am oberen linken Sternalrand auskultiert, als P_2 und einen 2. Herzton am oberen rechten

Sternalrand als A_2 zu bezeichnen. Diese Zuordnung ist erst aufgrund einer erkennbaren Spaltung erlaubt (vgl. Abb. 3).

Ein besonders lauter A_2 findet sich bei arterieller Hypertonie, ein lauter P_2 bei pulmonaler Hypertonie. Normalerweise ist P_2 über der Herzspitze nicht zu hören. Eine Spaltung des 2. Tons, die auch über der Herzspitze zu auskultieren ist, ist deshalb immer Hinweis auf eine Verstärkung von P_2 als Folge einer pulmonalen Hypertonie. Diagnostisch hilfreich wird die Akzentuierung von P_2 bei der akuten Lungenembolie. Eine Zunahme der Lautstärke und eine Tonqualität von klingendem Klangcharakter werden verursacht durch eine Erweiterung der großen Gefäße hinter den Klappen. Typischerweise finden wir diese Tonqualität beim Aortenaneurysma, der arteriosklerotischen Aortendilatation und bei der Dilatation der A. pulmonalis.

Adipositas, Emphysem und zunehmendes Lebensalter führen zu einer Abschwächung des 2. Tons, der dabei oft ungespalten erscheint, weil P_2 gar nicht mehr zu hören ist. Eine Abschwächung des 2. Tons findet sich auch bei ausgeprägter Verkalkung und Verdickung der Klappe, wodurch ihre Beweglichkeit eingeschränkt wird. Dies gilt besonders für die valvuläre Aortenstenose. Deshalb heißt es auch: je sklerotischer die Klappe, desto leiser der 2. Ton, je sklerotischer das Gefäß, desto lauter der 2. Ton. Klinische Hinweise, die sich aus Veränderungen des 2. Herztons ergeben, sind in Tabelle 2 zusammengefaßt.

Diastolische und systolische Extratöne

Bei Herzerkrankungen sind folgende Extratöne von diagnostischer Bedeutung:
- *in der Diastole:* 3. Herzton, 4. Herzton, Mitralöffnungston (MÖT);
- *in der Systole:* Ejection click, mittsystolischer Klick.

Beim 3. und 4. Herzton handelt es sich um Füllungstöne, die zum Zeitpunkt der frühdiastolischen passiven Füllungsphase (3. Herzton) und der durch die Vorhofaktion vermittelten präsystolischen aktiven Füllungsphase der Ventrikel (4. Herzton) auftreten. In beiden Fällen führt der rasche Bluteinstrom zu einer brüsken Anspannung der Ventrikelmuskulatur und des Klappenapparats, die als Füllungston hörbar wird. Diese Töne enthalten überwiegend niedrige Schwingungsfrequenzen, sind von dumpf-dunkler Klangfarbe und deshalb am besten mit leicht aufgesetztem Glockenstethoskop hörbar. Im Gegensatz zu den normalen Herztönen werden sie nur gering fortgeleitet. Sie können sowohl im rechten als auch im linken Ventrikel entstehen.

Physiologischer 3. Herzton

In der Jugend und im frühen Erwachsenenalter ist der frühdiastolische Füllungston auch beim Gesunden zu hören. Erst jenseits etwa des 30. Lebensjahrs gilt er als pathologisch. Eigenschaftsänderungen der Ventrikelmuskulatur und Minderung der Schalleitung werden für das Verschwinden des physiologischen 3. Herztons mit zunehmendem Lebensalter verantwortlich gemacht.

Pathologischer 3. Herzton

Bei älteren Menschen kommt ein 3. Herzton nur als Folge organischer Herzerkrankungen vor. Er gibt dann einen Hinweis auf eine diastolische Volumenbelastung des Ventrikels. Der Extraton entsteht, wenn das in

12 Diastolische und systolische Extratöne

der frühen Diastole einströmende Blut in einen während der Systole unvollständig entleerten Ventrikel fließt. Der 3. Herzton ist ein akustisches Leitsymptom der Herzinsuffizienz. Er tritt oft als erstes Zeichen kardialer Dekompensation noch vor hörbaren Rasselgeräuschen über der Lunge und erkennbaren Ödemen auf. Dieser Hörbefund deutet einen gestörten Funktionszustand des Herzens an, ohne auf eine bestimmte Krankheit hinzuweisen (Abb. 8). Sein Fortbestehen nach Behandlung ist prognostisch ungünstig. Ohne Herzinsuffizienz kommt ein 3. Herzton bei einer Volumenbelastung eines Ventrikels durch eine Mitralinsuffizienz oder ein Shuntvolumen vor. Zu hören ist der linksventrikuläre 3. Herzton am besten über der Herzspitze, häufig erst in linker Seitenlage, der rechtsventrikuläre am unteren Sternalrand. Während der linksventrikuläre 3. Herzton sich nur wenig mit der Atmung ändert, wird der rechtsventrikuläre mit der Einatmung deutlich lauter. Der 3. Herzton läßt sich lautmalerisch als „lub-dup-pe" – die Silbe „pe" klingt dabei wie in dem Wort Lampe – nachvollziehen. Sein Abstand zum 2. Herzton beträgt 0,13–0,18 s ohne respiratorische Veränderlichkeit. Differentialdiagnostisch sind ein fixiert gespaltener 2. Herzton und ein Mitralöffnungston abzugrenzen. Für den 2. Herzton gelten eine schärfere Tonqualität und das Maximum der Lautstärke über der Herzbasis als typisch, während der Mitralöffnungston zwar im gleichen Areal wie der 3. Herzton zu hören ist, sich aber durch seinen härteren und kürzeren Klangcharakter unterscheiden läßt.

Frühdiastolischer Extraton bei Pericarditis constrictiva

Eine besondere Form des 3. Herztons ist der frühdiastolische Extraton bei der konstriktiven Perikarditis. Er tritt infolge vorzeitigen Abbruchs der diastolischen Füllung früher (bereits 0,08–0,12 s nach dem 2. Herzton) auf, hat eine schärfere und hellere Klangqualität, ist laut und weit fortgeleitet. Eine Abgrenzung gegen einen Mitralöffnungston ist oft schwierig (Abb. 8).

Der 4. Herzton

Normalerweise ist während der präsystolischen aktiven Füllungsphase ein Füllungston nicht zu hören. Wahrnehmbar wird er bei krankhaft verminderter Dehnbarkeit der Ventrikelmuskulatur, wenn diese z. B. durch Hypertrophie oder Fibrose steifer geworden ist. Er ist deshalb häufig bei der Hypertrophie, bei der Koronarsklerose, bei Kardiomyopathien und bei der Aortenstenose (Abb. 9). Der 4. Herzton geht einher mit einem er-

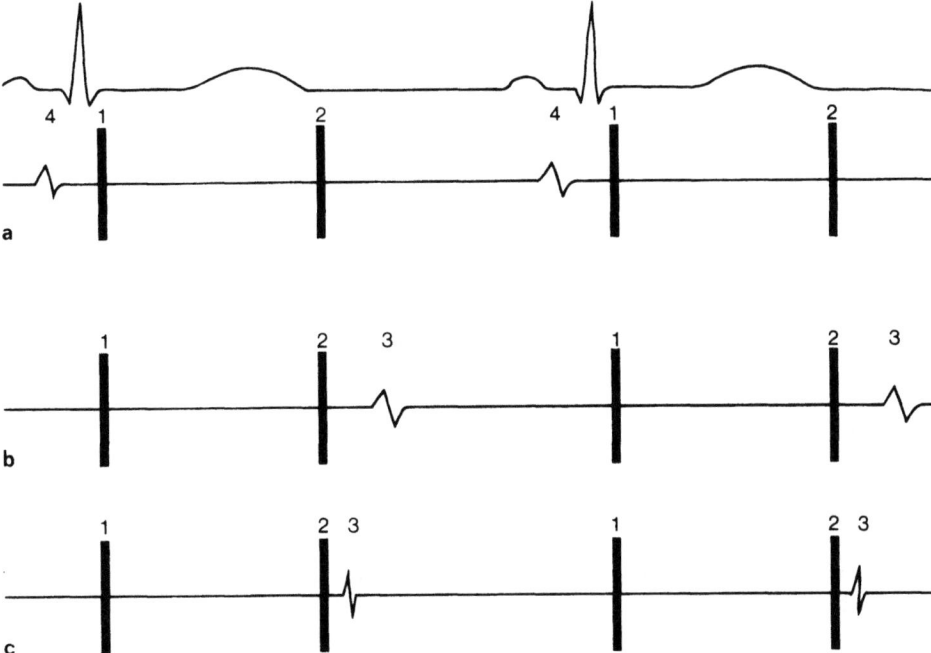

Abb. 8. a Der 4. Herzton (Vorhofton, Vorhofgalopp) tritt als tieffrequenter, präsystolischer Vorschlag vor dem 1. Herzton auf. *b* Der 3. Herzton als tieffrequenter Füllungston in der frühen Diastole ist physiologisch bei Kindern und jungen Erwachsenen. Im mittleren und höheren Lebensalter ist er Ausdruck einer Herzinsuffizienz oder ventrikulären Volumenbelastung und wird dann auch ventrikulärer Galopp oder protodiastolischer Galopp genannt. *c* Eine besondere Form des 3. Herztons ist der frühdiastolische Extraton bei der konstriktiven Perikarditis. Er tritt früher auf als der häufigere 3. Herzton, ist kürzer, schärfer und lauter

höhten enddiastolischen Druck ohne notwendige Steigerung des diastolischen Ventrikelvolumens. Sein Auftreten weist also nicht auf das Vorliegen einer Herzinsuffizienz hin. Auskultatorisch erscheint er als präsystolischer Vorschlag vor dem 1. Herzton mit tieffrequent-dumpfer Klangqualität, nach körperlicher Belastung wird er deutlicher. Lautmalerisch läßt er sich als „be-lub-dub" darstellen. Bei linksventrikulärem Ursprung ist er am besten über der Herzspitze zu hören und am lautesten am Ende der Exspiration. Bei rechtsventrikulärem Ursprung (z. B. bei der Rechtshypertrophie infolge pulmonaler Hypertonie oder valvulärer Pulmonalstenose) hört man ihn am linken unteren Sternalrand am besten und am lautesten am Ende der Inspiration. Ein 4. Herzton ist häufig, wenn man gezielt danach fahndet. Er ist frühes Zeichen einer ventrikulären Druckbelastung und tritt bereits im Stadium der Kompensation auf. Kommt es zur Dekompensation, so erscheint zusätzlich ein 3. Herzton, der schließlich den Auskultationsbefund beherrscht. Die

14 Diastolische und systolische Extratöne

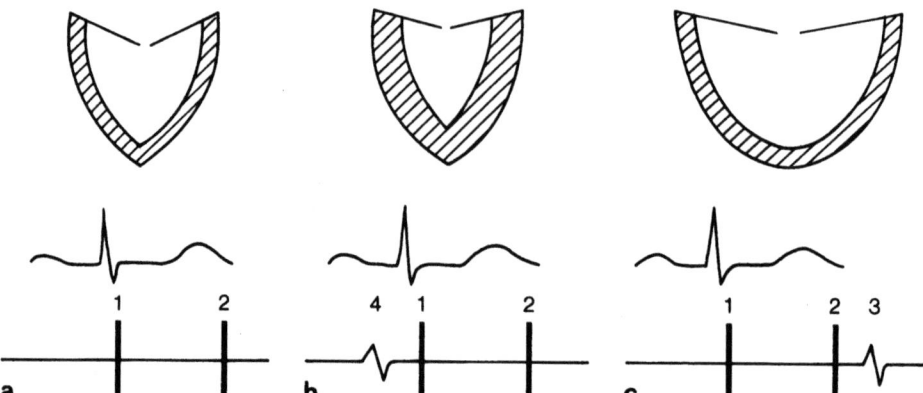

Abb. 9a–c. Schematische Darstellung der Grundlagen des 4. und 3. Tons. *a* Beim Ventrikel mit normaler Größe und Wanddicke ist im mittleren und fortgeschrittenen Lebensalter weder während der frühdiastolischen noch während der präsystolischen Füllungsphase ein Füllungston hörbar. *b* Bei verminderter Dehnbarkeit des Ventrikels durch Hypertrophie oder Fibrose kommt es als Zeichen zunehmender Wandsteife zum 4. Herzton während der präsystolischen Füllungsphase. *c* Beim dilatierten Ventrikel durch Herzinsuffizienz oder Volumenbelastung infolge AV-Klappeninsuffizienz oder Shuntvitium tritt in der frühen diastolischen Füllungsphase ein 3. Herzton auf

Überlagerung eines 3. und eines 4. Herztons bei tachykarder Herzfrequenz wird als Summationsgalopp bezeichnet. Ein 4. Herzton bei einem jungen Patienten mit einer Aortenstenose deutet auf einen erheblichen Gradienten an der Klappe.

Bei der koronaren Herzerkrankung sind es Ischämien, Nekrose und Fibrose, die zu einer Dehnbarkeitsminderung der Ventrikelwand führen und einen 4. Herzton verursachen. In der akuten Phase des Herzinfarkts ist er nahezu regelmäßig nachweisbar und verschwindet in der Mehrzahl der Fälle mit zunehmender Heilung. Die klinische Erfahrung hat gezeigt, daß ein besonders lauter 4. Herzton im Verlauf eines akuten Infarkts als Hinweis auf eine drohende Linksherzinsuffizienz zu werten ist und Veranlassung zu sorgfältiger Fahndung nach weiteren Zeichen einer kardialen Dekompensation sein sollte.

Mitralöffnungston

Die Öffnung einer normalen Mitralklappe ist nicht zu hören. Eine durch rheumatische Veränderungen verdickte Klappe jedoch erzeugt bei ihrer Öffnung den Mitralöffnungston (MÖT) in der frühen Diastole 0,04–0,12 s nach dem aortalen Anteil des 2. Herztons. Dieser Abstand ist um so geringer, je höher der Druck im linken Vorhof und je schwerer die

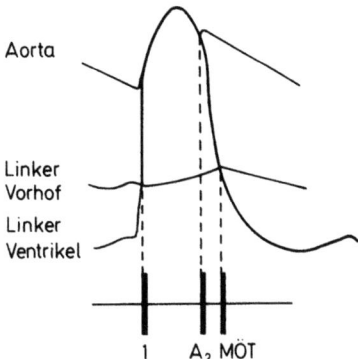

Abb. 10. Hämodynamische Grundlagen des Mitralöffnungstons (MÖT). Zum Zeitpunkt des Aortenklappenschlusses erscheint der Klappenschlußton A_2. Wenn der linksventrikuläre Druck den erhöhten linksatrialen Druck unterschreitet, öffnet sich die Mitralklappe und verursacht den MÖT. Je höher der Druck im linken Vorhof ist, um so früher nach dem Aortenklappenschlußton tritt der MÖT auf

Mitralstenose ist (Abb. 10). Der MÖT ist am besten links neben dem unteren Sternum, häufig auch bis zur Herzbasis hin zu hören und hat einen scharfen, klickartigen Charakter. Selten läßt er sich nur in linker Seitenlage wahrnehmen. Die Abgrenzung eines MÖT vom Pulmonalanteil eines weit gespaltenen 2. Herztons erfolgt durch die fehlende respiratorische Bewegung des MÖT. Die Differenzierung zwischen einer fixierten Spaltung des 2. Herztons beim Vorhofseptumdefekt und einem MÖT ist schwierig. Hilfreich ist dabei die sorgfältige Beachtung einer inspiratorischen Spaltung des 2. Herztons bei der Mitralstenose, bei der dann inspiratorisch über der Herzbasis 3 Komponenten erkennbar werden: A_2, P_2 und MÖT. Beim Vorhofseptumdefekt dagegen werden die beiden Anteile des 2. Tons durch die Atmung nicht verändert.

Ejection Click

Bei poststenotischer, aneurysmatischer oder idiopathischer Dilatation der A. pulmonalis oder Aorta tritt häufig ein Gefäßanspannungston unmittelbar im Anschluß an den 1. Herzton auf, der Ejection click genannt wird. Der Ejection click ist kurz, hochfrequent, hell und scharf und wird am besten mit dem Membranstethoskop gehört. Ein aortaler Ejection click ist am lautesten am linken unteren Sternalrand und über der Herzspitze, oft aber auch gut hörbar an der Herzbasis. Ein pulmonaler Ejection click hat sein Punctum maximum über der Herzbasis und ist über der Herzspitze leiser oder gar nicht zu hören. Während ein aortaler Ejection click keine Änderung mit der Atmung erfährt, wird der pulmonale

16   Diastolische und systolische Extratöne

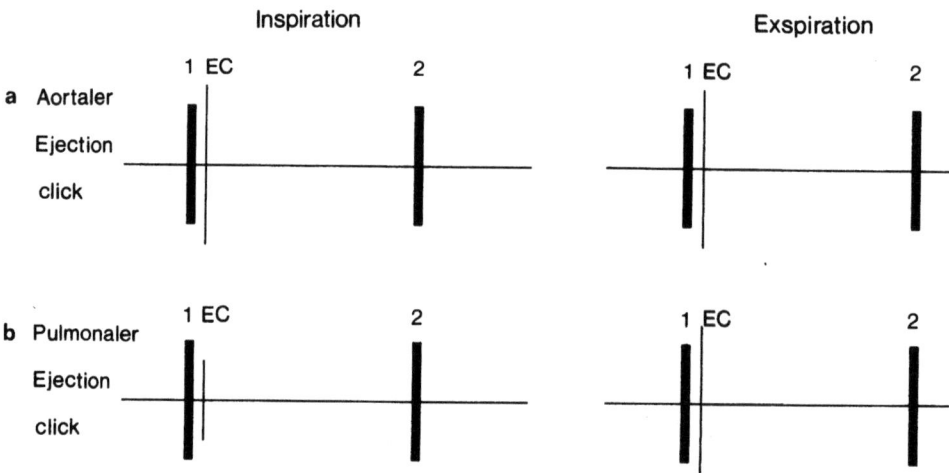

Abb. 11. *a* Der aortale Ejection click (EC) wird durch die Atmung nicht beeinflußt. Er ist sowohl über der Herzspitze als auch über der Herzbasis gut zu hören. Er kommt vor bei einer Dilatation der Aorta ascendens durch Aneurysma, Hypertonie oder Aorteninsuffizienz und bei der valvulären Aortenstenose. *b* Der pulmonale Ejection click wird während der Inspiration leiser und während der Exspiration lauter. Er ist nur an der Herzbasis zu hören. Er kommt vor bei der valvulären Pulmonalstenose, wo er besonders bei den leichten Formen gut wahrnehmbar ist und bei der idiopathischen Dilatation der A. pulmonalis

Ejection click bei der Einatmung leise, um mit der Ausatmung wieder deutlicher hervorzutreten (Abb. 11). Hilfreich ist das Wahrnehmen eines Ejection click bei der Unterscheidung zwischen valvulärer und subvalvulärer Aortenstenose, da er bei letzterer fehlt. Differentialdiagnostisch sind ein 1. Herzton mit nachfolgendem Ejection click abzugrenzen von einer Spaltung des 1. Herztons und der Aufeinanderfolge eines 4. und eines 1. Herztons.

Mittsystolischer Klick

Von größerer klinischer Bedeutung ist der mittsystolische Klick, den man als scharfen, hochfrequenten Ton über der Herzspitze hört und welchem häufig ein bis zum 2. Herzton an Intensität zunehmendes Geräusch folgt. Diese beiden Klangphänomene sind Ausdruck der plötzlichen Anspannung des in den linken Vorhof prolabierenden hinteren Mitralsegels. Dies ereignet sich, wenn das Mitralsegel zu groß ist und sich ballonartig in den linken Vorhof stülpt. Je nach Ausmaß der Störung tritt dabei eine spätsystolische Mitralinsuffizienz auf. Der mittsystolische Klick ist am besten im Liegen über der Herzspitze zu hören, beim Aufrichten rückt er weiter zum 1. Ton, und das spätsystolische Geräusch kann dabei auch holosystolisch werden (vgl. Abb. 15). Die Bestätigung eines auskultatorisch vermuteten Mitralklappenprolapses erfolgt durch die Echokardiografie. Die klinische Bedeutung des Klicksyndroms liegt darin, daß es häufig atypische Präkordialschmerzen und Arrhythmien auslöst und daß Patienten mit einem Klicksyndrom wie Patienten mit anderen Klappendefekten gefährdet sind, an einer bakteriellen Endokarditis zu erkranken und deshalb bei Verletzungen oder Operationen mit Bakteriämie eine Antibiotikaprophylaxe benötigen.

Herzgeräusche

Herzgeräusche entstehen durch Turbulenz und Wirbelbildung im normalerweise laminaren Blutfluß unter folgenden Bedingungen:

1. beim Fließen eines normalen Volumens durch eine pathologisch veränderte oder stenotische Klappe,
2. beim Fließen eines erhöhten Volumens durch eine normale Klappe,
3. beim Fließen eines normalen Volumens durch eine normale Klappe in ein pathologisch erweitertes Gefäß,
4. beim Rückfluß durch eine insuffiziente Klappe oder eine pathologische Verbindung zwischen zwei Herzkammern mit unterschiedlichem Druck.

Herzgeräusche werden beurteilt nach ihrem Auftreten in Systole oder Diastole, nach ihrer Konfiguration, nach den Schwingungsfrequenzen und dem dadurch bedingten Klangcharakter, nach dem Auskultationsmaximum mit eventueller Fortleitung und nach der Lautstärke. Zur Beschreibung der Lautstärke hat sich das Schema von Levine mit 6 Graden bewährt:

Grad 1/6: sehr leise; erst nach längerem Hinhören wahrnehmbar,
Grad 2/6: leise, jedoch sofort erkennbar,
Grad 3/6: mittellaut,
Grad 4/6: laut,
Grad 5/6: sehr laut,
Grad 6/6: Distanzgeräusch, ohne Aufsetzen des Stethoskops hörbar.

Systolische Austreibungsgeräusche

Systolische Austreibungsgeräusche entstehen im aortalen oder pulmonalen Ausflußtrakt unter den ersten drei der obengenannten Bedingungen. Sie beginnen, abgesetzt vom 1. Herzton, am Ende der isovolumetrischen Kontraktionsphase mit Öffnung der Semilunarklappe und enden vor dem Klappenschlußton. Ihre Intensität korreliert mit der zunächst zunehmenden und dann wieder abnehmenden Auswurfgeschwindigkeit des Ventrikels. Dadurch erhalten sie die typische Crescendo-Decrescen-

20 Herzgeräusche

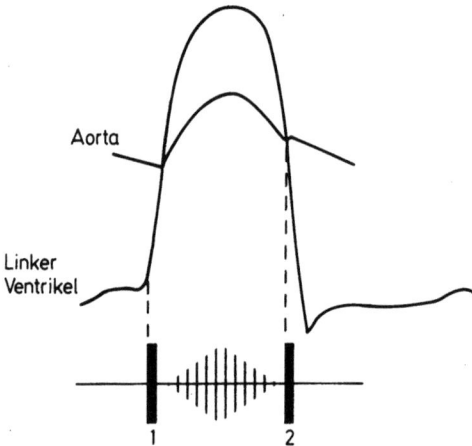

Abb. 12. Das systolische Austreibungsgeräusch entsteht während der Austreibungszeit des Ventrikels, abgesetzt vom 1. Herzton und vom Semilunarklappenschlußton. Es hat als Folge der zunächst zunehmenden und dann wieder abnehmenden Auswurfgeschwindigkeit eine Crescendo-Decrescendo-Konfiguration

do-Konfiguration oder auch Spindelform (Abb. 12). Charakteristisch für systolische Austreibungsgeräusche ist, daß der Zeitpunkt ihres Intensitätsmaximums mit zunehmender Schwere der Obstruktion immer später in der Systole auftritt und immer weiter an den 2. Herzton heranrückt, ohne jedoch die Crescendo-Decrescendo-Konfiguration zu verlieren (Abb. 13).
Häufigste Ursachen systolischer Austreibungsgeräusche sind:

valvuläre Aortenstenose,
muskuläre Aortenstenose,
Aortensklerose,
Pulmonalstenose,
funktionelles Geräusch,
akzidentelles Geräusch.

Das Geräusch der *valvulären Aortenstenose* ist rauh, schabend, am lautesten im Aortenareal und wird in die Karotiden fortgeleitet. Es ist oft von einem palpablen Schwirren begleitet. Bei älteren Patienten verlagert sich das Lautstärkemaximum häufig zur Herzspitze. Typischerweise verliert ein Aortenstenosegeräusch, das am lautesten über der Herzspitze erscheint, in diesem Bereich seinen rauhen, tieffrequenten Klangcharakter und wird weicher und musikalischer. Zur Unterscheidung von dem Geräusch einer Mitralinsuffizienz ist es dann entscheidend, auf die Geräuschkonfiguration, seine Distanz zu beiden Herztönen und seine Fortleitung zu achten. Dies wird erschwert, wenn der 2. Herzton über der Herzspitze nicht zu hören ist. Bei einer Arrhythmie durch Vorhofflim-

Systolische Austreibungsgeräusche 21

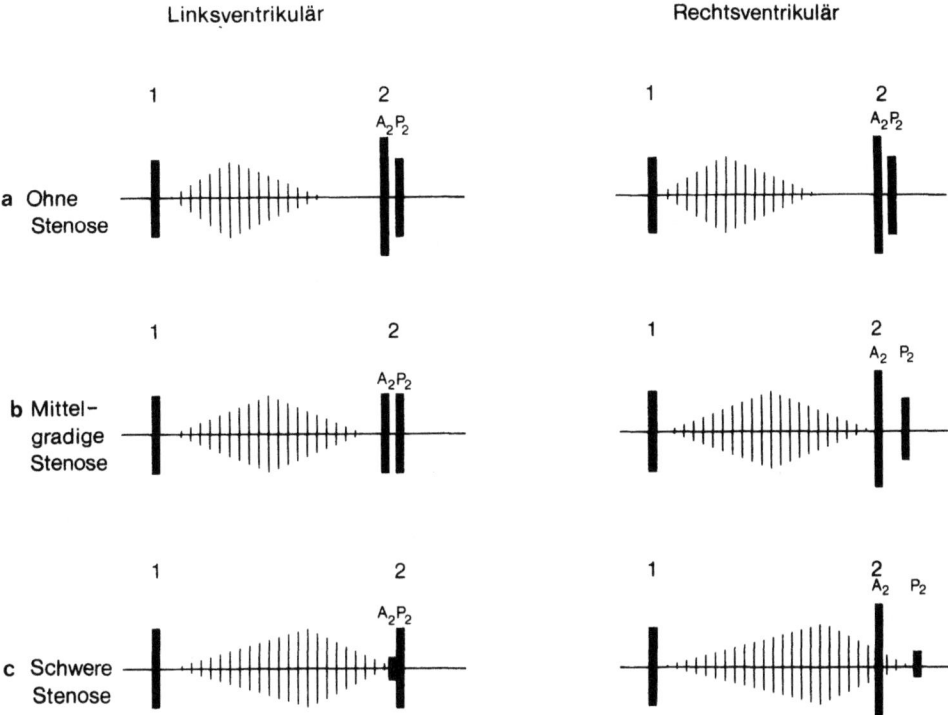

Abb. 13a–c. Systolische Austreibungsgeräusche mit unterschiedlichem Grad der Stenosierung der Ausflußbahn im linken und im rechten Ventrikel. *a* Funktionelle und akzidentelle Geräusche sowie Geräusche bei Klappenveränderungen ohne Stenosierung haben ein frühes Intensitätsmaximum und häufig die Konfiguration eines Drachens. Der 2. Herzton zeigt eine normale physiologische Spaltung mit normaler Lautstärke beider Anteile. *b* Bei mittelschwerer Stenose verlagert sich das Intensitätsmaximum des Geräusches in das mittlere Drittel der Systole. Das Geräusch hat jetzt die typische Spindelform. Bei valvulären Stenosen wird der Klappenschlußton abgeschwächt. Bei der Pulmonalstenose findet sich eine weite atemabhängige Spaltung des 2. Tons. *c* Bei schwerer Stenosierung verlagert sich das Intensitätsmaximum des Geräusches in die späte Systole. Bei valvulären Stenosen werden die Klappenschlußtöne leiser. Bei einer schweren Aortenstenose kann gelegentlich durch ausgeprägte Verlängerung der linksventrikulären Austreibungsphase eine paradoxe Spaltung des 2. Tons auftreten. Bei der schweren Pulmonalstenose überdauert das Geräusch oft den Aortenklappenschlußton

mern oder Extrasystolen ist die unterschiedliche Zykluslänge für die Differenzierung wertvoll. Während die Lautstärke eines systolischen Austreibungsgeräusches auffällig mit frequenzbedingten Änderungen des Schlagvolumens variiert, erfährt das systolische Rückflußgeräusch der Mitralinsuffizienz dadurch keine Beeinflussung.

Ein rauhes, systolisches Austreibungsgeräusch mit Punctum maximum im 2. und 3. ICR parasternal links ohne Fortleitung in die Karotiden ist typisch für die *muskuläre Aortenstenose* (IHSS = idiopathische hypertro-

Tabelle 3. Klinische Unterscheidungsmerkmale zwischen valvulärer und muskulärer Aortenstenose

	Valvulär	Muskulär
Puls	Parvus	Celer
Ejection click	Häufig	Nicht vorhanden
A_2	Abgeschwächt oder nicht hörbar	Normal
Begleitende Aorteninsuffizienz	Häufig	Nicht vorhanden

phische subvalvuläre Stenose). Hämodynamisch erfolgt dabei zunächst ein äußerst kraftvoller Blutauswurf in der frühen Systole und dann eine durch das hypertrophierte Septum und das vordere Mitralsegel bewirkte dynamische Obstruktion der Ausflußbahn. Die auskultatorisch bedeutsamen Differenzierungsmerkmale zwischen valvulärer und muskulärer Aortenstenose sind in Tabelle 3 zusammengefaßt. Eine Unterscheidung ist heute durch die Echokardiografie möglich, die bei der IHSS die charakteristische systolische Vorwärtsbewegung des vorderen Mitralsegels zeigt.

Mit zunehmendem Lebensalter werden systolische Austreibungsgeräusche mit einem Punctum maximum über der Herzbasis und Fortleitung in die Karotiden häufiger. Sie entstehen durch *sklerotische Veränderungen an den Aortenklappen* ohne wirksame Stenose und/oder durch atherosklerotische Dilatation der Aorta ascendens. Ihr Intensitätsmaximum liegt in der frühen bis mittleren Systole, und der aortale Anteil des 2. Herztons ist im Gegensatz zur valvulären Aortenstenose normal. Bei der Aorteninsuffizienz führt der vermehrte systolische Blutauswurf durch eine narbig und sklerotisch veränderte Klappe immer zu einem systolischen Austreibungsgeräusch, auch wenn an der Klappe kein systolischer Gradient nachweisbar ist.

Das systolische Austreibungsgeräusch der *valvulären Pulmonalstenose* hat sein Punctum maximum im Pulmonalareal ohne Fortleitung. Es ist rauh im Klangcharakter und um so lauter, je schwerer die Obstruktion ist. Auch hier verlagert sich mit zunehmendem Schweregrad der Stenose das Intensitätsmaximum in die späte Systole. Bei der Pulmonalstenose ist die Austreibungszeit des rechten Ventrikels verlängert. Der Pulmonalklappenschlußton erscheint dadurch verspätet und zudem noch abgeschwächt. Wenn das Geräusch dabei den A_2 überdauert und der P_2 nicht mehr zu hören ist, wird die Abgrenzung gegen eine Mitralinsuffizienz auskultatorisch schwierig (Abb. 13). Die isolierte infundibuläre Pulmonalstenose verursacht das gleiche Geräusch, nicht hörbar dabei ist ein Ejection click.

Funktionelle Geräusche entstehen, wenn gesteigerte Volumina durch normale Klappen fließen. Typischerweise finden wir sie bei Fieber, Anämie, Hyperthyreose, während der Schwangerschaft und bei Shuntvitien. So ist z. B. das systolische Austreibungsgeräusch beim Vorhofseptumdefekt ein funktionelles Geräusch als Folge des um das Shuntvolumen vermehrten Auswurfs des rechten Ventrikels durch eine normale rechtsventrikuläre Ausflußbahn. Funktionelle Geräusche sind am lautesten über der Herzbasis und werden nur schwach fortgeleitet. Ihre Lautstärke entspricht Grad 2/6, selten Grad 3/6. Ihr Intensitätsmaximum liegt in der frühen bis mittleren Systole.

Als *akzidentell* bezeichnet man Herzgeräusche bei Patienten ohne Anhalt für organische Herzerkrankung oder pathologische Hämodynamik. Man findet sie häufig bei Jugendlichen und jungen Erwachsenen. Sie entstehen wahrscheinlich im rechtsventrikulären Ausflußtrakt und sind möglicherweise Ausdruck erhöhter Auswurfgeschwindigkeit bei in der Jugend oder durch Aufregung gesteigerter sympathikotoner Aktivität. Wir hören sie am besten im Bereich des Erb-Punktes, und sie zeigen keine Fortleitung. Eine Verstärkung erfährt dieser Geräuschtyp durch eine dünne Brustwand, eine Trichterbrust, einen asthenischen Habitus sowie eine fehlende Kyphose der BWS („straight back syndrome"). Die akzidentellen Geräusche sind systolische Austreibungsgeräusche mit einem Intensitätsmaximum in der frühen bis mittleren Systole und einer Lautstärke von Grad 1/6–2/6, die durch körperliche Aktivität bis zu einem Grad 3/6 verstärkt werden kann. Schwierig ist oft die Unterscheidung eines akzidentellen Herzgeräusches von dem Geräusch einer leichten Pulmonalstenose und eines Vorhofseptumdefekts. Zur Differenzierung eines organischen von einem akzidentellen Herzgeräusch ist die Beachtung des 2. Tons von großer Hilfe. Eine atemabhängige Spaltung schließt einen Vorhofseptumdefekt verläßlich aus, da für diesen eine fixierte Spaltung charakteristisch ist. Eine weite atemabhängige Spaltung kann Hinweis auf eine Pulmonalstenose sein. Für eine Pulmonalstenose sprechen außerdem ein zusätzlich vorhandener Ejection click sowie eine palpable hebende Aktion des rechten Ventrikels. Jedes systolische Herzgeräusch, das eindeutig bis zum 2. Ton andauert oder eine Lautstärke von Grad 4/6 hat, ist Hinweis auf eine organische Erkrankung und bedarf weiterer Abklärung. Da gerade bei jungen Menschen mit einem systolischen Austreibungsgeräusch häufig die Frage nach einem möglichen angeborenen Herzfehler gestellt wird, ist es wichtig zu wissen, welche angeborenen Herzfehler überhaupt unerkannt und undiagnostiziert im Jugend- und frühen Erwachsenenalter vorkommen. Sie sind in Tabelle 4 aufgeführt.

Tabelle 4. Häufigkeit (in %) nicht diagnostizierter angeborener Herzfehler im Erwachsenenalter

Vorhofseptumdefekt	45
Ventrikelseptumdefekt	25
Pulmonalstenose	15
Ductus Botalli	5
Aortenisthmusstenose	3
Fallot-Tetralogie	2

Systolische Rückflußgeräusche

Holosystolische Rückflußgeräusche entstehen durch rückwärtigen Blutfluß aus einer Kammer mit hohem Druck in einen Herzabschnitt mit niedrigem Druck bei einem über die ganze Systole anhaltenden Druckgradienten. Eine derartige hämodynamische Bedingung findet sich bei der Mitralinsuffizienz, der Trikuspidalinsuffizienz und dem Ventrikelseptumdefekt. Das Geräusch beginnt mit dem 1. Herzton und hält bis zum Aortenklappenschlußton an. Es kann diesen sogar überdauern, da z. B. bei der Mitralinsuffizienz der linksventrikuläre Druck zum Zeitpunkt des Aortenklappenschlusses den linksatrialen Druck noch übersteigt (Abb. 14). Das Geräusch der *Mitralinsuffizienz* hat einen hochfrequenten, also weich-hauchenden Charakter und ist am besten über der Herzspitze mit Fortleitung in die Axilla zu hören. Meistens läßt sich das Geräusch der Mitralinsuffizienz auch sehr gut am Rücken unterhalb der linken Skapula auskultieren, zumal der linke Vorhof, in den sich der rückwärtige Blutfluß während der Systole ergießt, eigentlich der hintere Vorhof ist. Da die Klappenöffnung während der Systole ihre Form und Größe ändert, kann auch das Geräusch eine Änderung seiner Schwingungsfrequenz und Intensität erfahren. Oft hat es eine spätsystolische Akzentuierung. Wichtig dabei ist, daß es seinen holosystolischen Charakter beibehält. Es fällt nicht immer leicht, bei der Mitralinsuffizienz die Herztöne richtig zu erkennen. Der 1. Herzton wird meist abgeschwächt und der 2. Herzton vom Geräusch überdauert gefunden. Hält man den häufig vorkommenden 3. Herzton für den 2. Herzton, so ordnet man das Geräusch fälschlicherweise als Austreibungsgeräusch ein. Hier erleichtern Phonokardiografie und Karotispuls die zeitliche Zuordnung.

Die seltene *Trikuspidalinsuffizienz* zeigt ein holosystolisches Geräusch mit einem Punctum maximum am linken unteren Sternalrand ohne wesentliche Fortleitung. Typisch für die Trikuspidalinsuffizienz wie für alle Klangphänomene, die im rechten Herzen entstehen, ist die Lautstärkenzunahme mit der Inspiration. Bei der Trikuspidalinsuffizienz sind zu-

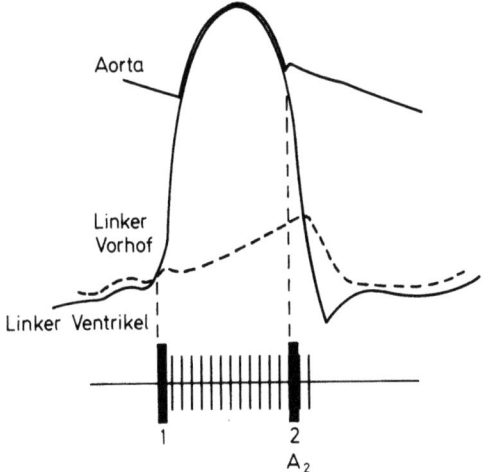

Abb. 14. Das holosystolische Rückflußgeräusch der Mitralinsuffizienz beginnt mit dem 1. Herzton, der häufig abgeschwächt ist, und hält an, bis der ventrikuläre unter den linksatrialen Druck abfällt. Dadurch kann das Geräusch den Aortenklappenschlußton überdauern

sätzlich noch ein positiver Leberpuls und eine systolische Pulsation der Halsvenen nachweisbar.

Das Geräusch des *Ventrikelseptumdefekts* wird am lautesten am linken Sternalrand im 5. ICR wahrgenommen. Es hat einen rauhen Klangcharakter und ist häufig von einem palpablen Schwirren begleitet. Im Gegensatz zur Mitralinsuffizienz fehlt eine Fortleitung in die Axilla, und im Gegensatz zur Trikuspidalinsuffizienz zeigt es keine atemabhängige Variation der Lautstärke. Bei einem kleinen Defekt im muskulären Septum, der sich mit der septalen Kontraktion schließt, kann das Geräusch in der Mitte der Systole abbrechen.

Beim *Mitralklappenprolaps* kommt es in der mittleren und späten Systole zu einer Mitralinsuffizienz durch Vorwölbung eines zu großen Mitralsegels in den linken Vorhof. Die gleiche spätsystolische Schlußunfähigkeit der Mitralklappe kann durch verlängerte Chordae tendineae oder durch eine Papillarmuskelinsuffizienz entstehen. Das in der mittleren oder späten Systole beginnende Geräusch hat einen Crescendocharakter bis zum 2. Ton und wird oft von einem Klick eingeleitet. Lage des Klicks in der Systole und Beginn des Geräusches sind abhängig vom Füllungszustand des Ventrikels. Sie lassen sich durch einfache Manöver variieren (Abb. 15). Dieses Geräusch ist am lautesten über der Herzspitze und wird in die Axilla fortgeleitet.

26 Herzgeräusche

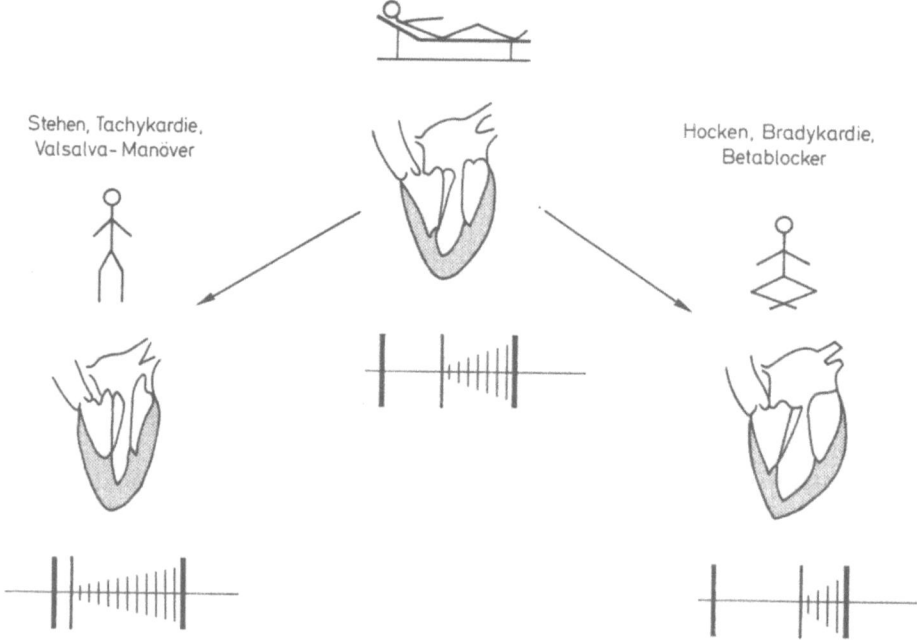

Abb. 15. Abhängigkeit des Mitralklappenprolaps vom linksventrikulären Volumen. Der Zeitpunkt des Einfalls des Klicks und die Dauer des Mitralinsuffizienzgeräusches sind abhängig vom Füllungszustand des linken Ventrikels. Bei verringertem Ventrikelvolumen ist die Haltefunktion der Chordae tendineae durch die klappennahe Position der Papillarmuskeln bereits in der frühen Systole beeinträchtigt, und es kommt zum frühen Prolaps. Bei vermehrtem Ventrikelvolumen befinden sich die Papillarmuskeln zu Beginn der Systole klappenferner und exzentrischer, so daß der Prolaps erst in der späten Systole nach Verkleinerung des Ventrikels auftritt. Eine Reduzierung des Ventrikelvolumens kann durch Aufsitzen, Stehen, Tachykardie und das Valsalva-Manöver erzeugt werden. Hocken, Betablocker, eine Bradykardie und auch eine Blutdruckerhöhung führen zu einem vermehrten Ventrikelvolumen

Diastolische Geräusche

Die diastolischen Geräusche lassen sich aufgrund hämodynamischer Bedingungen in 2 Gruppen einteilen:
1. diastolische Rückflußgeräusche bei insuffizienten Semilunarklappen (Aorteninsuffizienz, Pulmonalinsuffizienz)
2. diastolische Durchflußgeräusche bei stenotischen Atrioventrikularklappen (Mitralstenose, Trikuspidalstenose) oder bei hohen Flußraten durch diese Klappen (Mitralinsuffizienz, Trikuspidalinsuffizienz, Shuntvitien).

Diastolische Geräusche sind immer pathologisch.

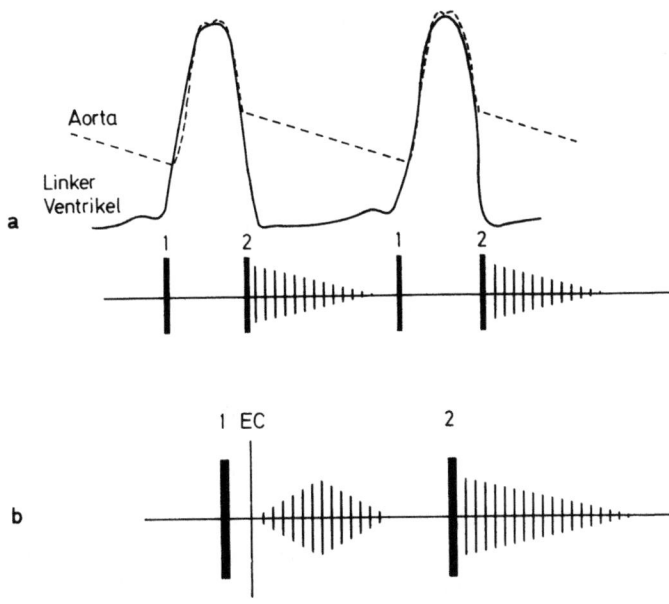

Abb. 16.a Das Geräusch der Aorteninsuffizienz beginnt sofort nach dem 2. Ton, da der Gradient zwischen der Aorta und dem linken Ventrikel unmittelbar nach dem Klappenschluß sein Maximum erreicht und danach langsam geringer wird. Es entsteht dadurch ein Sofortgeräusch mit Decrescendocharakter. *b* Bei ausgeprägter Aorteninsuffizienz sind meistens zusätzlich ein aortaler Ejection click (EC) und ein systolisches Austreibungsgeräusch mit frühem Intensitätsmaximum zu hören

Bei der *Aorteninsuffizienz* kommt es zu einem Rückfluß von Blut aus der Aorta in den linken Ventrikel. Da zu Beginn der Diastole der Druckabfall im Ventrikel sehr rasch, in der Aorta jedoch nur verzögert erfolgt, besteht bereits unmittelbar nach dem 2. Herzton ein maximales Druckgefälle, das im weiteren Verlauf der Diastole abnimmt. Entsprechend beginnt das Geräusch unmittelbar nach dem 2. Ton mit maximaler Lautstärke und wird im weiteren Verlauf der Diastole kontinuierlich leiser. Es handelt sich somit um ein Sofortgeräusch mit Decrescendocharakter (Abb. 16). Das Geräusch der Aorteninsuffizienz hat überwiegend hohe Schwingungsfrequenzen und wird deshalb am besten mit fest aufgesetztem Membranstethoskop gehört. Sein Punctum maximum liegt am oberen und mittleren linken Sternalrand. Bei aneurysmatischer Dilatation der Aorta ascendens ist es am rechten Sternalrand lauter. Wegen seiner geringen Geräuschintensität und hohen Schwingungsfrequenzen wird es häufig überhört. Hilfreich zur besseren Wahrnehmung ist es, den Patienten im Sitzen nach vorn gebeugt in maximaler Exspiration zu auskultieren. Der Schweregrad einer Aorteninsuffizienz ist zuverlässiger aus der Blutdruckamplitude, der Herzgröße und der Lage des Herzspitzenstoßes ablesbar als aus der Geräuschintensität oder Geräuschdauer.

Das Geräusch der seltenen *Pulmonalinsuffizienz* kann auskultatorisch kaum von einer Aorteninsuffizienz unterschieden werden, da die Wahrnehmung des Geräuschbeginns mit dem jeweiligen Klappenschlußton äußerst schwierig ist. Eine Pulmonalinsuffizienz bildet sich meistens als Folge einer pulmonalen Hypertonie aus. Diese Genese wurde auch dem diastolischen Rückflußgeräusch bei der schweren Mitralstenose (Graham-Steell-Geräusch) zugeschrieben. Herzkatheteruntersuchungen haben jedoch ergeben, daß es sich dabei fast immer um den Ausdruck einer begleitenden leichten Aorteninsuffizienz handelt.

Ein diastolisches Durchflußgeräusch findet sich am häufigsten bei der *Mitralstenose*. Es beginnt mit dem Mitralöffnungston und hat, bedingt durch den niedrigen Druckgradienten zwischen linkem Vorhof und linkem Ventrikel, vorwiegend niedrige Schwingungsfrequenzen. Dadurch entsteht der dumpfe, rumpelnde Klangcharakter. Das Geräusch ist am besten im Bereich der Herzspitze in linker Seitenlage hörbar. Bei einer leichten Mitralstenose bleibt das Geräusch auf beide Füllungsphasen des linken Ventrikels in früher und später Diastole beschränkt. Mit zunehmender Schwere der Obstruktion hält es über die ganze Diastole an und erfährt durch die Vorhofaktion eine präsystolische Akzentuierung (Abb. 17). Bei der seltenen *Trikuspidalstenose* hat das Geräusch einen gleichen Klangcharakter, seine maximale Lautstärke ist jedoch an den linken unteren Sternalrand verschoben. Außerdem ist für die Trikuspidalstenose die inspiratorische Verstärkung des Geräusches typisch.

Bei erhöhtem Blutdurchfluß durch eine normale Atrioventrikularklappe kann ein kurzes frühdiastolisches, tieffrequentes, dumpfes Geräusch entstehen, vergleichbar dem der Mitralstenose. Als weitere Folge der ventrikulären Volumenbelastung wird es häufig von einem 3. Herzton eingeleitet, während ein Mitralöffnungston fehlt. Eine derartige Situation findet sich bei der schweren Mitralinsuffizienz, aber auch bei Shuntvitien, wie Vorhofseptumdefekt, Ventrikelseptumdefekt und Ductus Botalli.

Als Austin-Flint-Geräusch bezeichnet man ein diastolisches Durchflußgeräusch bei der schweren Aorteninsuffizienz. Durch den diastolischen Rückfluß von Blut aus der Aorta in den linken Ventrikel wird das vordere Mitralsegel in die Einflußbahn gedrückt und führt zu einer Behinderung des Bluteinstroms aus dem linken Vorhof. Auch diesem Geräusch, das meist erst in der mittleren und späten Diastole auftritt, geht häufig ein 3. Herzton voran.

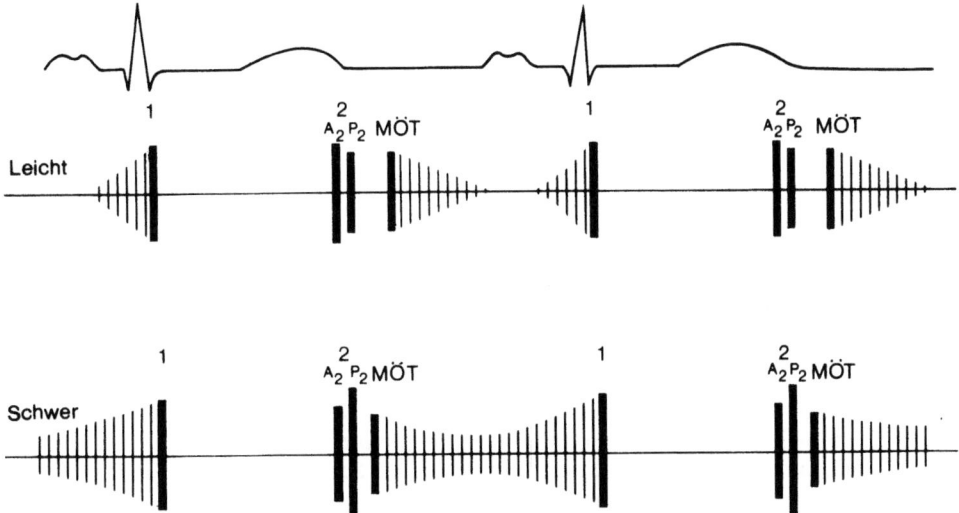

Abb. 17. Diastolisches Durchflußgeräusch bei der Mitralstenose. Bei der leichten Mitralstenose findet sich nur während der frühdiastolischen und der präsystolischen Füllungsphase ein Gradient zwischen linkem Vorhof und linkem Ventrikel, und das diastolische Durchflußgeräusch ist deshalb auf diese beiden Phasen der Diastole beschränkt. Bei der schweren Mitralstenose besteht während der gesamten Diastole ein Gradient zwischen linkem Vorhof und linkem Ventrikel, der unmittelbar nach dem Mitralöffnungston (MÖT) am ausgeprägtesten ist, danach abfällt und dann durch die Vorhofaktion präsystolisch wieder verstärkt wird. Entsprechend hält das diastolische Geräusch der schweren Mitralstenose über die ganze Diastole an, ist von maximaler Intensität unmittelbar nach dem Mitralöffnungston, erhält danach einen Decrescendocharakter, um präsystolisch eine erneute Akzentuierung zu erfahren. Außerdem fällt mit zunehmendem Schweregrad der Stenose der MÖT immer früher nach dem A_2 ein, und der P_2 wird als Folge einer sich entwickelnden pulmonalen Hypertonie lauter

Kontinuierliche Geräusche (Anastomosengeräusche)

Kontinuierliche Geräusche entstehen bei pathologischer Verbindung zwischen einem Gefäß mit hohem Druck und einem Gefäß oder einer Herzkammer mit niedrigem Druck bei einem Druckgradienten, der über Systole und Diastole anhält. Ein solches Geräusch mit maximaler Lautstärke im 2. ICR links ist typisch für einen offenen Ductus Botalli. Beim rupturierten Sinus valsalvae in das rechte Herz und bei einer koronaren arteriovenösen Fistel sind kontinuierliche Geräusche am rechten Sternalrand zu hören. Über dem Rücken findet sich ein solches Geräusch gelegentlich bei ausgeprägter Aortenisthmusstenose, über den Lungen bei arteriovenösen Lungenfisteln.

Das kontinuierliche Geräusch ist abzugrenzen von dem gleichzeitigen Auftreten eines systolischen Austreibungsgeräusches und eines diastoli-

30 Herzgeräusche

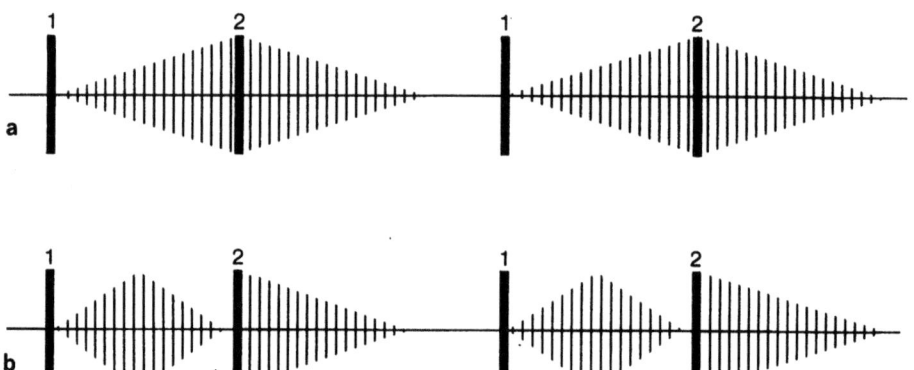

Abb. 18.a Das kontinuierliche Geräusch beim offenen Ductus Botalli ist ein Crescendo-Decrescendo-Geräusch mit einem Intensitätsmaximum zum Zeitpunkt des 2. Tons. *b* Bei der Kombination eines systolischen Austreibungsgeräusches mit einem diastolischen Rückflußgeräusch liegt das Intensitätsmaximum des systolischen Austreibungsgeräusches in der mittleren bis späten Systole, und das systolische Geräusch endet vor dem 2. Ton

schen Rückflußgeräusches. Während beim kontinuierlichen Geräusch das Geräuschmaximum zum Zeitpunkt des 2. Herztons liegt, ist das systolische Austreibungsgeräusch daran zu erkennen, daß es vom 2. Herzton abgesetzt ist (Abb. 18). Schwieriger wird die auskultatorische Differenzierung bei gleichzeitigem Vorliegen eines systolischen und eines diastolischen Rückflußgeräusches, z. B. bei der Kombination eines Ventrikelseptumdefekts mit einer Aorteninsuffizienz.

Perikarditisches Reiben

Das Geräusch der Perikarditis ist hochfrequent, kratzend, ohrnah und am besten in tiefer Exspiration am linken Sternalrand zu hören, wenn der Patient sich nach vorn beugt. Es weist bei voller Ausbildung drei Komponenten auf. Sie entstehen, wenn die Verschiebungen des Herzens im Perikard besonders ausgeprägt sind: in der Systole zum Zeitpunkt des Herzspitzenstoßes, während der Diastole zum Zeitpunkt der raschen Füllungsphase und präsystolisch während der Vorhofaktion. Lautstärke und Lokalisation des Geräusches sind sehr variabel. Am häufigsten hört man ein perikarditisches Reiben beim akuten Herzinfarkt (Vorderwandinfarkt), wo es in der ersten Woche bei etwa 20% der Patienten nachweisbar ist. Die lautesten perikarditischen Geräusche finden sich bei der urämischen Perikarditis mit Hypertonus.

Literatur

Blömer H (1969) Auskultation des Herzens. Urban & Schwarzenberg, München Berlin
Devereux RB, Perloff JK, Reicher N, Josephson M (1976) Mitral valve prolapse. Circulation *34:* 3
Holldack K (1979) Lehrbuch der Auskultation und Perkussion. Thieme, Stuttgart
Hurst JW (ed) (1982) Auscultation of the heart. In: The heart. McGraw-Hill, New York
Leonard JJ, Kroetz FW, Leon DF, Shaver JA (1974) Examination of the heart. Part four: Auscultation. American Heart Association, Dallas, Texas/USA
Schmidt-Voigt J (1955) Atlas der klinischen Phonokardiographie. Urban & Schwarzenberg, München Berlin

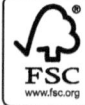

MIX
Papier aus verantwortungsvollen Quellen
Paper from responsible sources
FSC® C105338

If you have any concerns about our products,
you can contact us on
ProductSafety@springernature.com

In case Publisher is established outside the EU,
the EU authorized representative is:
**Springer Nature Customer Service Center GmbH
Europaplatz 3, 69115 Heidelberg, Germany**

Printed by Libri Plureos GmbH
in Hamburg, Germany